AF404639

LETTRE

SUR

LE TRAITEMENT CURATIF ET PRÉSERVATIF

DES

MALADIES SATURNINES,

ADRESSÉE

MM. LES MEMBRES DE L'ACADÉMIE ROYALE DES SCIENCES

PAR A. N. GENDRIN, D. M.,

MÉDECIN DE L'HOPITAL DE LA PITIÉ.

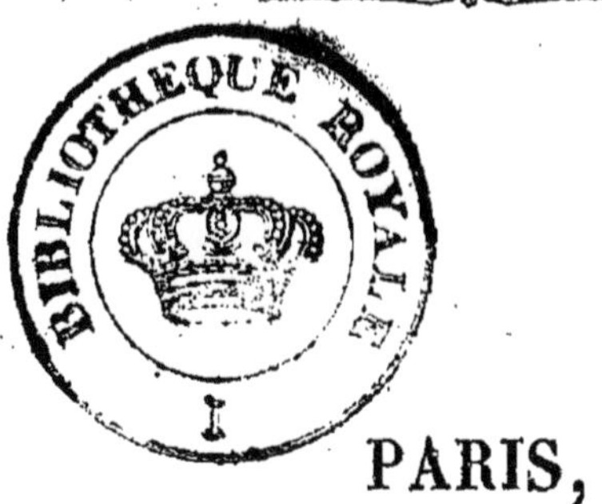

PARIS,

CHEZ GERMER BAILLIÈRE, LIBRAIRE,

13, RUE DE L'ÉCOLE DE MÉDECINE.

—

1844

LETTRE

SUR LE TRAITEMENT CURATIF ET PRÉSERVATIF

DES

MALADIES SATURNINES,

ADRESSÉE

A MM. LES MEMBRES DE L'ACADÉMIE ROYALE DES SCIENCES.

Paris, ce 15 février 1841.

MESSIEURS,

J'ai eu l'honneur de vous annoncer par une lettre du 19 décembre 1831, que j'avais découvert dans l'administration de l'acide sulfurique le moyen de guérir et de prévenir les maladies produites par l'action vénéneuse du plomb. Vous avez renvoyé ma lettre à la commission des prix Monthion chargée de constater les découvertes qui ont pour objet de remédier à l'insalubrité des professions.

Le 8 juin 1834, je vous ai fait connaître, par une lettre dont les journaux scientifiques du temps ont rendu compte, comme un fait nouvellement constaté par moi, que la cause principale de l'intoxication saturnine, spécialement chez les ouvriers employés à préparer ou à mettre en œuvre les sels et les oxydes de plomb, se trouvait ordinairement dans l'absorption continue des molécules saturnines déposées sur la peau et devenues adhérentes à sa surface; j'ai établi que tous les moyens de traitement qui ne reposeraient pas à la fois sur l'indication de débarrasser la peau de ces matières saturnines et sur l'indication de faire cesser les effets toxiques de ces molécules absorbées, resteraient sans effet curatif, ou au moins ne mettraient pas les ouvriers à l'abri des récidives de la maladie; j'ai insisté sur la nécessité de tenir aussi compte de cette circonstance de l'absorption par la peau des matières vénéneuses, pour établir le traitement prophylactique des accidents toxiques; enfin, j'ai fait connaître le premier le traitement des maladies saturnines par l'acide hydrochlorique, traitement efficace dans quelques cas et dans certaines limites que j'indiquerai ultérieurement, je ne le mentionne ici que pour rappeler mon droit à la priorité.

Depuis l'année 1831, je n'ai pas cessé de continuer mes observations sur la thérapeutique des maladies saturnines. Toutes ces observations ont été recueillies en public dans les services d'hôpital que je dirige et en présence des élèves qui suivent mes cours cliniques. Outre les notes que j'ai prises moi-même sur un grand nombre de cas particuliers, j'ai fait dresser par les élèves internes et externes les procès-verbaux détaillés de tous les faits importants qui se sont présentés. Le nombre de ces procès-verbaux s'élevait, au 1er janvier dernier, à quatre cent vingt-deux ; ils ont tous été recueillis par des hommes dont la plupart sont maintenant docteurs, et ont pris un rang distingué parmi les médecins (1).

Plusieurs médecins ont vérifié dans leur clinique les effets curatifs du traitement que j'ai proposé pour les maladies saturnines (2).

J'ai constaté l'effet de la limonade sulfurique comme moyen préservatif des maladies saturnines sur les ouvriers employés au travail du plomb,

(1) Voici l'indication détaillée des élèves qui ont recueilli les observations qui sont entre mes mains : MM. Lafont, 27 observations ; Caffe, 55 ; Ferret, 5 ; Bordeaux, 6 ; Delaberge, 8 ; Boinet 3 ; Davat, 13 ; Choisy, 29 ; Deschamps, 36 ; Duluc, 35 ; Stanski, 47 ; Gachet, 53 ; Dugaray, 22 ; C. Baron, 21 ; Barth, 17 ; Poumet, 11 ; Rassereau, 11 ; Couturier, 3 ; Aran, 4 ; Brémard, 15.

(2) Le traitement de la colique de plomb par l'acide sulfurique est le plus habituellement employé à la clinique de l'hôpital de Gênes, sous la direction du docteur Priesso, comme le prouve un mémoire manuscrit que m'a remis le docteur Solari, médecin attaché au service de cet hôpital.

M. le docteur Brisset, médecin à Paris, me fait connaître, par une lettre du 26 juin 1834, le résultat heureux qu'il a obtenu de ce traitement sur un ouvrier peintre.

M. Husson, médecin de l'Hôtel-Dieu de Paris, a constaté ses bons effets, comme on le voit par une observation insérée dans la thèse de son fils, soutenue à Paris le 29 juin 1836.

M. Martin Solon, médecin de l'hôpital de Beaujon, a traité vingt-cinq malades sans un seul insuccès, comme le prouve une lettre qu'il m'a écrite le 15 juillet 1840.

principalement dans la fabrique de céruse et de minium de M. Roard, à Clichy, pendant les années 1834, 1835 et les six premiers mois de 1836. Les ouvriers qui ont fait un usage régulier de la limonade sulfurique et qui ont eu soin d'empêcher le plomb de s'amasser à la surface de la peau ont été préservés de tout accident, et cette immunité a été constatée pendant six à huit mois chez des ouvriers qui avaient été, avant l'usage de ces moyens préservatifs, affectés plusieurs fois de maladies saturnines.

J'ai l'intention de vous soumettre tous mes documents, et de vous mettre ainsi à même de vous prononcer sur les résultats de mes travaux ; avant de le faire, j'ai voulu, pour détruire toutes les objections qu'on peut opposer aux conclusions absolues que j'en déduis, soumettre mes observations à une vérification sévère et publique. Je me suis à cet effet adressé à M. le ministre du commerce, je l'ai prié de charger des commissaires de vérifier *par des observations et des expériences faites sous leur direction*, auxquelles je ne veux concourir que par ma présence, l'exactitude des conséquences pratiques qui résultent de mes travaux sur la curation et la prophylaxie des maladies saturnines. M. le ministre du commerce a déféré cette mission à l'Académie royale de médecine par une lettre du 3 juillet 1839. Cette compagnie a nommé une commission chargée de ce travail, le 13 août 1839. Cette commission ne s'est point encore prononcée, et l'Académie royale de médecine n'a pu encore répondre à la demande du ministre.

En vous priant aujourd'hui, Messieurs, de me ré-
server le concours ouvert, je crois utile de vous trans-
mettre le résumé de mes observations tel que je l'ai
adressé à M. le ministre du commerce, pour servir
de point de départ aux expériences des commissaires
de l'Académie royale de médecine.

1°. La colique de plomb, qui est l'effet de l'empoisonnement saturnin le plus habituellement observé,
*est toujours guérie, quelle que soit sa gravité, et
sans aucune exception*, tant qu'elle n'est pas compliquée d'accidents cérébraux, par la seule administration de l'acide sulfurique à la dose de 5 à 7 grammes
(un gros et demi à deux gros) par jour, étendu dans
un liquide aqueux.

2° Dans tous les cas où les malades ne conservent
pas sur la peau, par suite de leurs travaux, une couche de matière vénéneuse saturnine, qui entretient
une intoxication permanente par absorption, l'usage
de la limonade sulfurique suffit pour obtenir la guérison en six jours, terme moyen, pour les cas d'une
certaine intensité; pour les cas légers, la guérison
s'obtient en trois jours.

3° Toutes les fois que la peau des malades est couverte d'une couche de plomb, comme cela arrive
dans la plupart des cas (il est très facile de s'en
assurer en administrant une lotion ou un bain
hydrosulfureux qui noircit alors la peau), la guérison ne peut être obtenue d'une manière certaine,
le développement des accidents nerveux empêché et

la récidive prévenue, qu'en joignant à l'emploi de l'acide sulfurique à l'intérieur l'usage des lotions ou mieux encore des bains savonneux dont on augmente l'action détersive par des frictions faites avec une brosse.

4° Dans tous les cas où la colique de plomb est compliquée d'accidents cérébraux, presque toujours la peau est en même temps couverte d'une couche de plomb. Si les accidents ne sont pas d'une telle intensité qu'ils amènent la mort dans les trois jours, le traitement par l'acide sulfurique à l'intérieur, secondé par les bains savonneux, guérit encore, mais avec plus de lenteur, terme moyen en huit jours.

5° Pour toutes les autres formes d'accidents, autres que la colique, produits par l'action vénéneuse du plomb, pourvu qu'ils soient aigus, la limonade sulfurique, jointe aux bains savonneux, guérit constamment encore, mais avec plus de lenteur ; terme moyen en quinze jours.

6° Dans les paralysies, suites d'empoisonnements saturnins répétés ou mal traités, la limonade sulfurique n'a d'efficacité que si la maladie est récente ; si elle est chronique, ce remède échoue comme tous les autres moyens thérapeutiques.

7° L'usage de la limonade sulfurique, à la dose de 3 à 400 grammes (10 à 12 onces) par jour, la limonade étant préparée avec 3 à 4 grammes d'acide sulfurique à 66° pour 1 litre d'eau édulcorée ou non, suffit pour préserver de tout accident toxique les ouvriers qui travaillent au plomb ou qui font usage de ce métal, pourvu que ces ouvriers y joignent les précautions suivantes. (A) Avoir des vêtements spéciaux pour le travail et les quitter en quittant le travail; (B) se laver avec soin à chaque interruption de travail toutes les parties du corps découvertes (la face, le cou, les mains et les bras) avec de l'eau savonneuse; (C) prendre deux fois par semaine un bain savonneux secondé dans ses effets détersifs par l'action d'une brosse. Ces précautions peuvent être réduites à l'usage de la limonade sulfurique, et au soin de se laver les parties découvertes du corps avec de l'eau savonneuse, pour tous les ouvriers qui ne sont point exposés à une grande masse de poussière de plomb.

8° L'interruption des précautions indiquées pendant six à huit jours, et même pendant deux ou trois jours si les ouvriers se livrent à des excès de vin, suffit souvent pour que l'empoisonnement survienne immédiatement. Ces précautions doivent être continuées pendant huit à dix jours après que les ouvriers ont cessé de travailler au plomb, sinon l'empoisonnement se déclare.

9° L'usage de la limonade sulfurique n'a jamais, même lorsqu'on le continue pendant plusieurs mois, le moindre inconvénient.

Tels sont, Messieurs, les résultats de mes observations; ils seront, je ne crains pas de l'affirmer, obtenus par tous les médecins qui voudront se livrer à des expériences bien instituées. En vous les faisant connaître, je crois convenable d'y joindre une réponse à de singulières assertions que je trouve dans un livre qui a paru l'année dernière sur les maladies saturnines. Cette réponse est nécessaire pour justifier la confiance que je vous prie de m'accorder.

M. Tanquerel Des Planches, auteur de cet ouvrage, s'est constitué le détracteur de mes observations sur le traitement et la préservation des maladies saturnines, sans attendre que je les aye publiées et par conséquent sans en bien connaître les résultats. Voici ce qu'on lit à la page 352 du tome premier de son ouvrage : « M. Mosley, et après lui M. Gendrin, ont
» conseillé l'usage de la limonade sulfurique contre
» la colique de plomb..... Dans une communica-
» tion faite à MM. Chomel et Blache, M. Gendrin
» dit qu'il a employé la limonade sulfurique avec un
» succès tel que plus de trois cents malades cnt
» guéri par son administration. — C'est avec regret
» que nous remplissons ici le pénible devoir de nous
» élever avec force contre les assertions de M. Gen-
» drin ; mais la vérité avant tout. Le public médical
» a besoin de connaître la vérité. Dans la fabrique
» de céruse de Clichy, que M. Gendrin paraît avoir
» visitée quelquefois, on n'a pas encore, à l'aide de la
» limonade sulfurique, pu arrêter une seule fois la
» marche de la maladie ; jamais on n'a vu non plus
» ce médicament empêcher les ouvriers de discon-
» tinuer leurs travaux lorsqu'ils étaient frappés de
» ce mal. Ce que nous affirmons en ce moment,
» contrairement à l'opinion de M. Gendrin, nous

» a été assuré par les contre-maîtres et les ouvriers
» de Clichy, ainsi que par les malades de la Charité
» venant de cet établissement. — Comment M. Gendrin
» a-t-il pu guérir plus de trois cents malades à l'aide
» de la limonade sulfurique? Il aurait fallu pour
» cela que l'hôpital Cochin, dont M. Gendrin était
» médecin, eût reçu ce nombre de malades depuis
» 1832 jusqu'en 1834. Or, les registres de l'hôpital
» Cochin, dépouillés exactement, nous apprennent
» que soixante-seize malades seulement, venant de
» Clichy, etc., atteints de coliques de plomb, ont
» été admis dans cet établissement de 1832 à 1834...
» d'où je conclus que M. Gendrin n'a pas guéri plus
» de trois cents malades atteints de coliques de
» plomb à l'aide de la limonade sulfurique. »

J'éprouve à mon tour le plus grand regret d'être obligé de remplir le pénible devoir de faire connaître la vérité sur les assertions de M. Tanquerel Des Planches.

1° « *M. Mosley, et après lui M. Gendrin, ont con-*
» *seillé l'usage de la limonade sulfurique, etc.* »

Toutes mes recherches pour découvrir où se trouve indiquée la découverte de M. Mosley ont été jusqu'à présent infructueuses. Puisque M. Tanquerel Des Planches me conteste la priorité de l'administration de la limonade sulfurique contre la colique de plomb, il aurait dû mettre, par une citation précise, le lecteur à même de remonter à la source de la découverte. C'est une lacune qui lui a été déjà reprochée dans le mémoire publié par M. Aran, dans le *Journal des connaissances médico-chirurgicales*, du mois d'août dernier, sur l'efficacité constante qu'a eue l'acide sulfurique dans le traitement des maladies saturnines constatée par M. Martin Solon à l'hôpital Beaujon.

2° « *Les registres de l'hôpital Cochin, dépouillés*
» *exactement, nous apprennent que soixante-seize ma-*
» *lades seulement, venant de Clichy et atteints de coli-*
» *ques de plomb, ont été admis dans cet établissement*
» *de 1832 à 1834, etc. : d'où je conclus que M. Gendrin*
» *n'a pas guéri plus de trois cents malades atteints de*
» *coliques de plomb à l'aide de la limonade sulfuri-*
» *que.* »

Je possède deux pièces authentiques, l'une émanée de l'administration des hôpitaux, en date du 29 mars 1840, et l'autre émanée de la directrice de l'hôpital Cochin (1), en date du 28 mars 1840, par lesquelles il est établi : « *Qu'il n'a pas été délivré de*
» *relevé des malades admis pour maladies saturnines*
» *ni autres, dans le service de M. le docteur Gendrin*
» *pendant le temps qu'il était médecin de cet hôpital. Il*
» *n'en a pas non plus été délivré clandestinement et à*
» *l'insu de la directrice, qui déclare qu'il ne se donne*
» *jamais au bureau le moindre renseignement à son*
» *insu; et que si elle n'est pas présente, elle en est*
» *immédiatement informée; je ne délivrerais, ajoute la*
» *directrice, un relevé de ce genre que par un avis ou*
» *ordre administratif; je ne me rappelle pas qu'il m'en*

(1) Cette directrice était chargée de l'administration de l'Hôpital Cochin avant mon arrivée à cet hôpital, et elle l'est encore aujourd'hui.

» *ait été demandé.* » D'où je conclus que le résultat du dépouillement des registres de l'hôpital Cochin invoqué par M. Tanquerel Des Planches est faux.

Il est cependant très vrai que je n'ai pas guéri trois cents malades affectés de maladies saturnines à l'hôpital Cochin, de 1832 à 1834, aussi ne l'ai-je jamais avancé. Je n'ai commencé mon service à l'hôpital Cochin qu'au mois de juillet 1832, et avant d'y arriver j'étais chargé, depuis dix-huit mois, d'un service de quatre-vingt-six lits d'hommes à l'Hôtel-Dieu de Paris ; j'étais en même temps médecin du bureau central, et j'avais ainsi la facilité de faire arriver dans mon service presque tous les malades affectés de maladies saturnines qui se présentaient au bureau d'admission des hôpitaux. J'ai fait recueillir à cette époque *cent quatre observations* détaillées outre celles sur lesquelles j'ai conservé des notes recueillies par moi.

M. Tanquerel Des Planches fait remarquer dans son ouvrage, pour expliquer le désaccord qui existe entre ses propres observations et les registres de l'hôpital de la Charité, *que ces registres sont une source très infidèle* (tome I, page 94). Si M. Tanquerel Des Planches avait fait en réalité le dépouillement des registres de l'hôpital Cochin, il aurait bien fait d'appliquer aux registres de cet hôpital la remarque qu'il fait sur ceux de la Charité. En faisant exception des faits sur lesquels *j'ai moi-même recueilli des notes qui sont à la vérité peu nombreuses,* je possède *cent soixante observations* recueillies depuis mon entrée à l'hôpital Cochin jusqu'au milieu de 1834. Ces observations ont été recueillies par MM. Davat, Choisy, Deschamps, Duluc et Stansky. J'ai de plus un relevé fourni par le propriétaire de la fabrique de Clichy, M. Roard, qui prouve que ce seul établissement m'a adressé cinquante-deux malades en neuf mois de 1834.

« 3° *Dans la fabrique de Clichy, que M. Gendrin pa-* » *raît avoir visitée quelquefois, on n'a pas encore pu,* » *à l'aide de la limonade sulfurique, arrêter une seule* » *fois la marche de la maladie, etc.* »

Je possède des lettres de M. Roard, propriétaire de la fabrique de Clichy, qui prouvent le contraire; par exemple, une lettre du 6 mars 1335 signale des ouvriers qui ont « eu plusieurs fois la colique avant » de prendre de la limonade, et qui *travaillent depuis* » *plus de six mois et constamment à la céruse sans* » *avoir éprouvé aucune indisposition.* » Une autre lettre, du 30 mai 1835, « *indique des ouvriers qui tra-* » *vaillent depuis le mois de juillet 1834 à la céruse sans* » *éprouver d'accident, et qui prennent de la limonade* » *sulfurique exactement.* »

Les lettres, les tableaux, les notes que je possède sur les expériences sur l'emploi prophylactique de la limonade sulfurique à Clichy, signés par M. Roard, fondateur et directeur de cet établissement, *prouvent que j'ai fait plus que de visiter cet établissement.* Tous ces documents ont plus de poids que des renseignements verbaux fournis par des ouvriers, accueillis par M. Tanquerel Des Planches avec une facilité qui n'inspire pas beaucoup de confiance pour ses observations cliniques.

Je n'ai aucun intérêt à discuter les résultats des expériences que M. Tanquerel Des Planches dit avoir sollicitées des médecins de l'hôpital de la Charité sur l'efficacité du traitement que je conseille contre la colique de plomb. Ce traitement, formulé d'après les inspirations de M. Tanquerel Des Planches, n'a point été prescrit et dirigé comme je l'ai recommandé ; il n'a réussi que sur les malades qui n'étaient point exposés à une intoxication permanente par la présence d'une couche de plomb sur la peau ; c'est pourquoi il n'a guéri que le plus petit nombre des malades. Mais que l'on ait recours à ce traitement tel que je le conseille, c'est à dire en réunissant à l'administration de l'acide sulfurique l'emploi des moyens détersifs qui débarrassent la peau d'une source d'intoxication permanente, et l'on obtiendra les mêmes résultats que moi : l'on arrivera à la guérison certaine des maladies saturnines, plus promptement et plus sûrement que par tout autre procédé thérapeutique.

J'ai l'honneur d'être, avec respect,

Messieurs,

Votre très humble serviteur,
A. N. Gendrin.

9 782019 975449